56 Solutions pour le rhume:

56 Recettes de repas qui vous aideront à prévenir et guérir la maladie du rhume commun rapidement sans pilules ou médecine

Par

Joe Correa CSN

DROITS D'AUTEUR

Cette publication est conçue pour fournir des informations exactes et faisant autorité en ce qui concerne le sujet traité. Il est vendu dans la mesure où ni l'auteur ni l'éditeur ne sont engagés à donner des conseils médicaux. Si un conseil ou une assistance médicale est nécessaire, consultez un médecin. Ce livre est considéré comme un guide et ne doit pas être utilisé en aucune façon préjudiciable à votre santé. Consultez un médecin avant de commencer ce plan nutritionnel pour vous assurer qu'il est bon pour vous.

REMERCIEMENTS

Ce livre est dédié à mes amis et à ma famille, qui ont eu des maladies bénignes ou graves, afin que vous puissiez trouver une solution et faire des changements nécessaires dans votre vie.

56 Solutions pour le rhume:

56 Recettes de repas qui vous aideront à prévenir et guérir la maladie du rhume commun rapidement sans pilules ou médecine

Par

Joe Correa CSN

CONTENU

À PROPOS DE L'AUTEUR

Après plusieurs années de recherches, je crois sincèrement au pouvoir et aux bénéfices de la nutrition sur le corps et l'esprit. Mes connaissances et mon expérience m'ont permis de vivre plus sainement au fil des ans, des connaissances que j'ai fait partager avec ma famille et mes amis. Plus vous en connaitrez sur le sujet, et plus vous voudrez changer votre vie et avoir une vie plus saine avec des nouvelles habitudes de vie.

La nutrition est une clé majeure dans notre santé et la longévité alors commencez aujourd'hui. Le premier pas sera le plus important et le plus significatif.

INTRODUCTION

56 Solutions pour le rhume: 56 Recettes de repas qui vous aideront à prévenir et guérir la maladie du rhume commun rapidement sans pilules ou médecine
Par Joe Correa CSN

Le rhume est une maladie virale des voies respiratoires supérieures, visant principalement le nez, la gorge et les sinus. Plus de 200 virus connus sont la cause d'un rhume. Ils sont principalement répandus dans l'air ou entrent directement en contact avec les personnes qui ont déjà été touchés par elle. Ces virus, plutôt fatigants, nous attaquent habituellement pendant les mois froids d'hiver et affectent tous les groupes d'âge. L'adulte peut avoir en moyenne deux à quatre rhumes par an, tandis que les enfants peuvent atteindre six à huit rhumes par an, en raison de leur système immunitaire plus faible. En plus d'avoir un système immunitaire plus faible, d'autres facteurs comme le style de vie peuvent contribuer à l'incapacité du corps à se protéger. Parmi ces facteurs, nous retrouvons le stress psychologique et le manque de sommeil, qui sont les plus importants.

Le rhume existe depuis l'Antiquité. Tous les ans, les gens se battent contre lui. Les principaux symptômes sont un écoulement nasal important, des éternuements, des maux de gorge, des légers maux de tête et généralement une sensation de faiblesse. Ces symptômes ne sont rien d'autre que la réponse du corps à l'infection. La recherche scientifique montre une corrélation plutôt importante entre une alimentation saine et le rhume. Ceci est tout à fait logique, une bonne nutrition stimule notre système immunitaire et le rend plus résistant face à différents virus. Plus un corps a un système immunitaire renforcé, et moins il y a de chances d'avoir un rhume. C'est aussi simple que cela! Stimuler votre système immunitaire est un processus sans fin qui commence le moment où nous sommes nés à travers le lait de notre mère. Il continue avec un régime riche en nutriments jusqu'au restant de nos jours. Un bon régime alimentaire sain doit inclure beaucoup de fruits et légumes, des haricots, des noix et des graines car ces aliments sont riches en vitamines et minéraux, qui sont cruciaux pour construire le système immunitaire et le bon fonctionnement de l'organisme entier.

Ce livre de cuisine a été créé avec un seul but, vous donner beaucoup d'idées différentes et savoureuses sur la manière de combiner certains des aliments les plus sains et de préparer un repas efficace et savoureux. Une large liste de recettes saines, pleines de légumes verts, de viande maigre, de fruits, de noix et de graines, qui est amplement suffisante pour vous offrir des plats pour tous les goûts!

Que ce livre devienne votre guide pour une manière de manger sainement et une vie sans rhume !

56 SOLUTIONS POUR LE RHUME: 56 RECETTES DE REPAS QUI VOUS AIDERONT A PREVENIR ET GUERIR LA MALADIE DU RHUME COMMUN RAPIDEMENT SANS PILULES OU MEDECINE

1.   Compote d'hiver tiède

Ingrédients:

450g de figues fraîches, découpées finement

200g de figues turques, découpées finement

200g de cerises fraîches

200g de prunes dénoyautées et coupées en deux

115g de raisins

3 grandes pommes épluchées et découpées

3 càs de fécule de maïs

1 càc de cannelle moulue

1 càs de clou de girofle

1 gros citron pressé

3 verres d'eau

Préparation:

Mélanger tous les ingrédients dans un grand bol. Ajouter de l'eau pour ajuster l'épaisseur de la compote. Couvrir le mélange et laisser cuire pendant une heure à petit-moyen feu.

Retirer du feu et verser dans des bols.

Servir tiède.

Information nutritionnelle par portion: 383 Kcal, 3,1g de protéines, 100g de glucides, 1,1g de graisses.

2.   Soupe de choux de Bruxelles

Ingrédients:

450g de choux de Bruxelles, découpés en deux

200g d'épinards frais, découpés

1 càc de sel de mer

1 verre de lait entier

3 càs de crème aigre

1 càs de céleri frais, découpé finement

2 verres d'eau

1 càs de beurre

Préparation:

Faire fondre le beurre dans une casserole antiadhésive à moyen-grand feu. Ajouter les choux de Bruxelles, les épinards et la moitié d'un verre d'eau. Cuire le tout pendant 5 minutes tout en remuant de temps en temps.

Ajouter le lait, le céleri et deux tasses d'eau. Bien mélanger et laisser cuire pendant 10 minutes. Mettre la soupe dans un robot et la mixer. Remettre la soupe dans la casserole et incorporer la crème aigre. Mettre un couvercle et laisser cuire pendant 40 minutes à petit-moyen feu.

Saupoudrer de sel et bien mélanger. Retirer du feu, servir chaud.

Information nutritionnelle par portion: 194 Kcal, 10,6g de protéines, 21,7g de glucides, 9,8g de graisses.

3.   Smoothie au citron vert

Ingrédients :

2 tasses d'épinards, découpés

1 grande banane découpée

Une demi-tasse de jus d'orange pressé

1 càs de miel

1 citron moyen, épluché et découpé

1 càc de de gingembre moulu

2 càs de graines de lin

Préparation:

Mettre dans un mixeur la banane, le citron, le jus d'orange, le gingembre, le miel et les graines de lin. Mixer puis ajouter les épinards. Si besoins, ajouter de l'eau pour ajuster l'épaisseur du mélange. Mixer encore pendant 1 minute. Verser dans des verres et servir.

Information nutritionnelle par portion: 167 Kcal, 3,4g de protéines, 34,4g de glucides, 2,7g de graisses.

4.   Boulettes de viandes à l'ail

Ingrédients:

450g de bœuf maigre, haché

200g de riz blanc

2 petits oignons, hachés finement

2 gousses d'ail écrasées

1 œuf battu

1 grande pomme de terre, épluchée et découpée

3 càs d'huile d'olive

1 càc de sel

Préparation:

Mettre dans un grand récipient la viande, le riz, les oignons hachés finement, l'ail écrasé, l'œuf battu, et le sel. Mélanger avec les mains ou avec une spatule.

Faire 15 à 20 boules avec le mélange.

Graisser le fond un moule avec 3 cuillères à soupe d'huile d'olive. Faire un premier étage avec les pommes de terre en rondelles, puis un étage au-dessus avec les boulettes de viande.

Couvrir le tout et laisser cuire à petit feu pendant environ 2 heures. Peut être servi avec du yaourt ou du fromage blanc.

Information nutritionnelle par portion: 468 Kcal, 33,4g de protéines, 47,6g de glucides, 15,3g de graisses.

5.   Salade de betteraves onctueuse

Ingrédients :

2 betteraves de taille moyenne découpées

1 tasse de kéfir

3 tasses de roquettes hachées

1 tasse d'épinards, hachés

1 demi-tasse de jus d'orange

2 càs de jus de citron

2 càs d'huile d'olive

¼ tasse de pistaches concassées

1 demi-cuillère à café de sel

¼ càc de poivre moulu

1 càc de zeste de citron

Préparation:

Dans un grand récipient, verser le jus d'orange, le jus de citron, l'huile, les pistaches, le sel et le poivre. Laisser mariner.

Mettre les betteraves dans une casserole d'eau bouillante. Saupoudrer de sel et laisser cuire pendant 10 minutes. Retirer du feu et bien égoutter. Placer les betteraves dans la marinade pendant 1 heure.

Pendant ce temps, mélanger le kéfir, la roquette et les épinards.

Sur une assiette, mettre 2 cuillères à soupe de ce mélange et placer le mélange de betterave au-dessus. Répéter le processus et arroser la marinade qui reste sur l'assiette.

Ajouter un zeste de citron et servir chaud.

Information nutritionnelle par portion: 167 Kcal, 6g de protéines, 14,7g de glucides, 9,8g de graisse.

6. Soupe de pois chiches marocaine

Ingrédients :

400g de pois chiches égouttés

2 grandes carottes rappées

2 petits oignons, épluchés et découpés finement

2 grandes tomates, épluchées et découpées finement

3 càs de concentré de tomate

2 tasses de bouillon de légumes

2 càs d'huile d'olive extra vierge

1 càc de sel

Une main de persil, haché finement

Préparation:

Faire tremper les pois chiches durant toute une nuit. Rincer et égoutter.

Préchauffer l'huile dans une casserole à moyen feu. Mettre les pois chiches rincés, les oignons hachés, la carotte et les tomates finement découpées. Remuer et laisser cuire pendant 2 minutes.

Verser le bouillon de légumes. Ajouter de l'eau si le mélange n'est pas assez liquide.

Incorporer la tomate concentrée et le sel. Couvrir le tout et laisser cuire à petit feu pendant 1 à 2 heures.

Retirer du feu, ajouter le persil. Servir.

Information nutritionnelle par portion: 420 Kcal, 18,9g de protéines, 58,6g de glucides, 14,3g de graisses.

7.   Salade chou-fleur froide

Ingrédients :

450g de chou-fleur, découpé

450g de brocoli, découpé

4 gousses d'ail écrasées

2 càs d'huile d'olive

1 càc de sel

2 càs de jus de citron

½ càs de poivre de Cayenne moulu

1 càs de romarin sec, écrasé

Préparation:

Laver et égoutter les légumes.

Préchauffer l'huile dans une grande poêle, à feu moyen. Ajouter l'ail et le faire sauter. Ajouter les brocolis et les choux-fleurs et faire cuire pendant 5 minutes tout en remuant. Retirer du feu et mettre le mélange dans un saladier. Arroser de jus de citron et bien remuer. Saupoudrer de poivre de Cayenne, de romarin et de sel. Bien refroidir avant de servir.

Information nutritionnelle par portion: 182 Kcal, 5,7g de protéines, 15,1g de glucides, 13,2g de graisses.

8.   Soupe au ragoût classique

Ingrédients:

450g de côtelettes et de petits morceaux de viande d'agneau

1 tasse de petits pois

4 carottes de taille moyennes, découpées finement

3 petits oignons, hachés finement

1 grande pomme de terre, épluchée et découpée finement

1 grande tomate coupée en dés

3 càs d'huile d'olive

1 càs de poivre de Cayenne moulu

1 càc de sel

½ càc de poivre noir, moulu

Préparation:

Dans une casserole, mettre les petits pois, les carottes et les pommes de terre. Ajouter suffisamment d'eau pour amener les légumes à ébullition. Cuire pendant 5 minutes et retirer du feu. Bien égoutter et laisser de côté.

Préchauffer l'huile sur une grande poêle à feu moyen. Ajouter les oignons et les faire sauter. Ajouter la viande et laisser cuire pendant 20 minutes, ou bien jusqu'à ce que la viande soit dorée. Ajouter les légumes précuits, la tomate et une demi-tasse d'eau. Saupoudrer de poivre de Cayenne, de sel et de poivre. Couvrir le tout et laisser cuire pendant 10 minutes.

Information nutritionnelle par portion: 307 Kcal, 24,9g de protéines, 23,3g de glucides, 13,2g de graisses.

9.   Smoothie à l'orange et au gingembre

Ingrédients :

3 grandes oranges, épluchées et desséchées

2 carottes de taille moyenne, découpées

1 grande mangue, épluchée et découpée

1 càc de gingembre moulu

2 càs de jus de citron

1 demi-tasse d'eau

Quelques feuilles de menthe

Préparation:

Placer tous les ingrédients dans un mixeur et mixer jusqu'à obtenir un mélange liquide. Verser le mélange dans des verres. Ajouter quelques feuilles de menthe au-dessus.

Servir.

Information nutritionnelle par portion: 131 Kcal, 2,4g de protéines, 32,2g de glucides, 0,6g de graisses.

10.   Pâtes noires aux fruits de mer

Ingrédients:

450g de mélange de fruits de mer

3 càs d'huile d'olive

4 gousses d'ail écrasées

1 càs de persil frais, haché finement

1 càc de romarin, haché finement

1 demi-tasse de vin blanc

1 càc de sel

450g de pâtes à l'encre de calamar

Préparation:

Utiliser les instructions de la boîte pour préparer les pâtes. D'habitude, les pâtes à l'encre de calamar de prennent pas plus de 5 minutes pour être cuites dans l'eau bouillante, faire donc attention à ne pas les faire trop cuire. Mettre de côté.

Préchauffer l'huile dans une grande casserole à moyen-grand feu. Ajouter l'ail et faire cuire pendant 2 à 3 minutes. Ajouter ensuite le mélange de fruits de mer, le persil frais, le romarin haché et le sel. Verser le vin et une demi-tasse d'eau. Ajouter encore de l'eau si nécessaire. Couvrir le tout et laisser cuire pendant 1 heure à petit feu.

Incorporer les pâtes préalablement cuites et laisser cuire le tout pendant 5 minutes.

Saupoudrer de parmesan, selon les envies.

Information nutritionnelle par portion: 273 Kcal, 26,1g de protéines, 3,8g de glucides, 14,6g de graisses.

11.   Barbunya Pilaki

Ingrédients :

2 tasses d'haricots rouges

2 oignons de taille moyenne, haché finement

3 grandes carottes, lavées et découpées

3 grandes tomates, découpées en dés

3 càs d'huile d'olive

1 main de persil

2 tasses d'eau

Préparation:

Faire tremper les haricots durant la nuit. Rincer et les laisser de côté.

Préchauffer l'huile dans une grande poêle, à feu moyen-élevé. Ajouter les haricots, les carottes, les tomates et le persil. Verser l'eau, couvrir le tout et laisser cuire à feux doux pendant 2 heures. Ajouter de l'eau si nécessaire. Retirer du feu et servir.

Information nutritionnelle par portion: 329 Kcal, 16,5g de protéines, 50,9g de glucides, 8,2g de graisses.

12.   Tarte aux pommes

Ingrédients :

900g de pommes, épluchées, dénoyautées et découpées

2 càs de miel

¼ tasse de chapelure

2 càc de cannelle moulue

3 càs de jus de citron, fraîchement pressé

1 càc de sucre vanillé

¼ tasse d'huile

1 grand œuf, battu

¼ tasse de farine

2 càs de graines de lin

Pâte feuilletée

Préparation:

Préchauffer le four à 190 °C.

Mélanger les pommes et le jus de citron dans un grand bol. Laisser de côté pendant 10 minutes.

Ajoutez maintenant la chapelure, le sucre vanillé, le miel et la cannelle. Vous pouvez également ajouter une cuillère à café de muscade moulue dans le mélange, mais ce n'est pas nécessaire. Bien mélanger les ingrédients et laisser de côté.

Sur un plan légèrement farinée, dérouler la pâte en faisant 2 croûtes en forme de cercle. Prenez un plat de cuisson rond et graissez-le avec l'huile. Placez la première pâte feuilleté, mettre dessus le mélange de pomme, et couvrir avec la pâte restante. Fermer en sertissant les bords et passer le pinceau avec l'œuf battu sur la pâte. Saupoudrer de graines de lin et le mettre dans le four. Cuire au four pendant 45 minutes, jusqu'à ce que la pâte soit bien dorée.

Information nutritionnelle par portion: 214 Kcal, 2,8g de protéines, 27,4g de glucides, 11,6g de graisses.

13.   Rouleaux de viande verts

Ingrédients:

700g de Collard vert, cuit à la vapeur

450g de viande d'agneau

2 petits oignons, hachés finement

1 demi-tasse de riz blanc, grain long

2 càs d'huile d'olive

1 càc de sel

½ càc de poivre noir, moulu

1 càc de feuilles de menthe, découpées

2 tasses d'eau tiède

Préparation:

Dans une casserole, faire bouillir de l'eau puis ajouter les légumes verts. Laisser cuire pendant 2-3 minutes. Égoutter et laisser de côté. Dans un grand bol, mélanger le bœuf haché avec des oignons finement hachés, le riz, le sel, le poivre et les feuilles de menthe.
Préchauffer l'huile dans une grande poêle à feux moyen. Placez les feuilles de chou sur votre plan de travail, côté

veine vers le haut. Utilisez une cuillère à soupe du mélange de viande et placez-le dans le centre inférieur de chaque feuille. Pliez les côtés et roulez bien. Fermer sur les côtés et les placer doucement sur une poêle. Répéter le processus avec le reste du mélange de viande. Ajouter 2 tasses d'eau et couvrir la poêle.

Laisser cuire à petit feu pendant 3 heures. Servir chaud.

Information nutritionnelle par portion: 156 Kcal, 5.2g de protéines, 21.4g de glucides, 7.8g de graisses.

14.   Maquereau avec ses pommes de terre et ses légumes verts

Ingrédients :

4 maquereaux de taille moyenne, lavés

450 g d'épinards frais, hachés

5 grandes pommes de terre, épluchées et découpées

3 càs d'huile d'olive

3 gousses d'ail, écrasées

1 càc de romarin sec, découpé finement

2 poignées de menthe fraîche, découpée

1 citron pressé

1 càc de sel de mer

Préparation:

Dans un mixeur,

Dans un mixeur, verser le jus de citron, le romarin, la menthe, le sel et le poivre. Mixer bien et laisser de côté.

Mettre les pommes de terre dans un récipient d'eau bouillante.

Dès qu'elles deviennent tendres, égoutter les pommes de terre et laisser de côté.

Préchauffer l'huile dans une grande casserole antiadhésive à feu moyen. Ajouter l'ail et le faire sauter. Ajouter le poisson et le faire griller pendant 5 minutes de chaque côté. Retirer le poisson et mettre les épinards dans la casserole, faire cuire pendant 2 à 3 minutes. Retirer du feu.

Mettre les pommes de terre, les épinards et le poisson sur une assiette, arroser le tout avec une marinade et servir.

Information nutritionnelle par portion: 244 Kcal, 14,3g de protéines, 19,2g de glucides, 12,3g de graisses.

15.   Kebab de viande hachée au beurre

Ingrédients :

900g d'épaule de veau, coupé en petits morceaux

3 grandes tomates, coupées grossièrement

2 càs de farine

3 càs de beurre

1 càs de poivre de Cayenne

1 càc de sel

1 càs de persil, haché finement

1 tasse de yaourt grec

1 pain « pide »

Préparation:

Faire fondre 2 cuillères à soupe de beurre dans une grande poêle à feu moyen-élevé. Ajouter la viande et saupoudrer de sel, selon les goûts. Laisser cuire pendant 10 minutes, ou jusqu'à ce que ce soit légèrement doré. Ensuite, ajoutez de l'eau jusqu'à couvrir la viande et l'amener à ébullition. Incorporer les tomates et réduire à petit feu.

Pendant ce temps, faire fondre le reste du beurre dans une casserole, à feu moyen-élevé. Incorporer la farine, le poivre de Cayenne, le sel et le poivre. Faire frire pendant environ 2-3 minutes, en remuant constamment. Retirer du feu.

Hachez le pain « pide » et placez-le sur une assiette. Garnir avec de la viande et le mélange de tomates. Arroser avec la sauce préalablement faite et ajouter le yaourt grec sur le côté. Saupoudrer de persil frais et servir.

Information nutritionnelle par portion: 437 Kcal, 49.7g de protéines, 8.9g de glucides, 21.8g de graisses

16.   Smoothie aux tangerines et au chou frisé

Ingrédients :

3 tasses de tangerines

2 tasses de choux frisés, découpées

1 grande banane découpée

1 càc de gingembre moulu

½ tasse de yaourt grec

Préparation:

Mettre tous les ingrédients dans un robot de cuisine et mixer pendant 3 minutes, jusqu'à obtenir un mélange crémeux.

Verser le mélange dans des verres. Servir.

Information nutritionnelle par portion: 106 Kcal, 3,7g de protéines, 24,2g de glucides, 0,5g de graisses.

17. Pizza au fenouil de mer

Ingrédients :

1 pâte à pizza

1 demi-tasse de purée de tomate

¼ tasse d'eau

1 càc d'origan sec moulu

200g de champignons, découpés

1 demi-tasse de Gouda râpé

¼ tasse de fenouil de mer

¼ tasse de roquette, hachée finement

2 càs d'huile d'olive extra vierge

¼ càc de poivre noir moulu

¼ càc de poivre de chili moulu

¼ càc de sel

Préparation:

Préchauffer le four à 230 °C.

Mélanger la purée de tomate, l'eau, le piment et l'origan dans un petit bol. Fariner l'espace de travail et placer la pâte à pizza dessus. Étaler uniformément le mélange sur une pâte. Ensuite, étaler les champignons et le fromage et saupoudrer de persil. Vous pouvez ajouter un peu plus de légumes à votre choix.

Prenez un moule à pizza et placez un papier de cuisson sur elle. Graisser avec de l'huile et placer la pizza. Mettre dans le four et faites cuire pendant environ 15 à 20 minutes, ou jusqu'à ce que la pâte soit dorée et croustillante. Retirer du four et mettre dessus le fenouil de mer et la roquette. Couper en tranches et servir chaud.

Information nutritionnelle par portion: 423 Kcal, 12g de protéines, 30,6g de glucides, 29,4g de graisses.

18.   Ragoût d'aubergine

Ingrédients :

4 aubergines de taille moyenne, coupées en deux

3 grandes tomates, découpées finement

2 poivrons rouges, épépinés et coupés finement

¼ tasse de purée de tomate

2 càs de persil frais, découpé finement

85g d'amandes grillées, découpées finement

2 càs de câpres salées, rincées et séchées

¼ tasse d'huile d'olive extra vierge

1 càc de sel de mer

2 càc de sucre

Préparation:

Graisser le fond d'une casserole avec 2 cuillères à soupe d'huile d'olive extra vierge. Faire une première couche avec des aubergines à moitié et plier sur les côtés afin de les adapter au moule.

Faites maintenant la deuxième couche avec des tomates finement hachées et des poivrons rouges. Verser la pâte de tomate uniformément sur les légumes, saupoudrer d'amandes finement hachées et de câpres salées. Ajouter le reste de l'huile d'olive, le sel et le poivre.

Verser environ une demi-tasse d'eau et couvrir. Laisser Cuire pendant environ 2 heures à feu doux.

Information nutritionnelle par portion: 259 Kcal, 7,5g de protéines, 30g de glucides, 15,1g de graisses.

19. Tarte aux cerises

Ingrédients :

2 tasses de farine

½ càc de sel

1 càc de miel

1 tasse de beurre ramolli

1 tasse d'eau froide

450g de cerises dénoyautées

½ tasse de confiture de cerises

¼ tasse d'amidon de maïs

1 càs d'extrait de vanille

1 grand œuf battu

Préparation:

Préchauffer le four à 200° C.
Mélanger la farine, le sel et le miel. Bien mélanger et ajouter le beurre ramolli et environ 1 tasse d'eau froide. Mélanger avec un fouet électrique ou un robot de cuisine, jusqu'à ce que la pâte soit brisée. Diviser en deux et

mouler chaque portion en disques de ½ pouce d'épaisseur. Envelopper dans du plastique et mettre au réfrigérateur pendant environ 30 minutes.

Pendant ce temps, mélanger les cerises dénoyautées avec la confiture de cerise, amidon de maïs et l'extrait de vanille. Battre avec un fouet électrique à petite vitesse afin de garder les cerises entières.

Rouler chaque disque de pâte pour s'adapter à une plaque à tarte de 9 pouces. Couper un disque en 8-9 bandes (environ 1 pouce de chaque). Poser doucement la pâte dans un moule à tarte et verser le mélange de cerise. Aplatir la surface avec une spatule et utiliser les bandes de couvrir la tarte.

Badigeonner légèrement avec l'œuf battu mettre au four pendant environ 70-80 minutes.

Information nutritionnelle par portion: 641 Kcal, 9,6g de protéines, 77,2g de glucides, 32,2g de graisses.

20.   Barres aux fraises et aux flocons d'avoine

Ingrédients:

2 tasses de fromage blanc

1 demi-tasse d'huile de noix de coco

1 càc d'extrait de fraises

2 tasses de fraises congelées

1 demi-tasse de flocons d'avoine

Préparation:

Dans un grand bol, mettre le fromage blanc, l'huile de noix de coco, les flocons d'avoine et les fraises. Bien mixer avec un batteur électrique, jusqu'à ce que je mélange devienne homogène.

Verser le mélange dans un moule à gâteaux ou une grande assiette et mettre au réfrigérateur pendant 45 minutes. Couper ensuite en barres.

Conserver les barres au réfrigérateur pendant maximum 10 jours.

Information nutritionnelle par portion: 282 Kcal, 6,6g de protéines, 3,9g de glucides, 27,4g de graisses.

21.   Dinde à la sauce Marinara

Ingrédients:

450g d'escalope de dinde, coupé en morceaux

1 tasse de tomates cerise, coupées en deux

1 demi-tasse de basilic, coupé

2 gousses d'ail, hachée

¼ tasse d'échalote, coupée

4 càs de concentré de tomates

5 càs d'huile d'olive

½ càc de sel

¼ càc de poivre noir moulu

Préparation:

Dans un robot de cuisine, mettre les tomates cerise, le basilic, les échalotes, le concentré de tomate, le sel, le poivre et les 4 cuillères à soupe d'huile d'olive. Mixer jusqu'à avoir un mélange homogène et laisser de côté.

Préchauffer l'huile dans une poêle non adhésive à moyen feu. Ajouter l'ail et laisser frire pendant 2 minutes. Ajouter ensuite les escalopes de dinde et laisser frire pendant 5 à

7 minutes, ou jusqu'à ce que les escalopes deviennent dorées. Mettre la viande dans une assiette, ajouter la sauce marinara et servir.

Information nutritionnelle par portion: 290 Kcal, 20,4g de protéines, 9,7g de glucides, 19,5g de graisses.

22.   Smoothie vert à la papaye

Ingrédients:

2 tasses de papaye, épluchées et coupées

2 tasses d'épinards coupées

1 grande banane, découpée

1 tasse de yaourt grec

¼ tasse de raison découpés

2 càs de graines de lin

Préparation:

Mettre tous les ingrédients dans un mixeur. Mixer jusqu'à avoir un mélange homogène et crémeux. Verser le mélange dans des verres et servir.

Information nutritionnelle par portion: 185 Kcal, 7,8g de protéines, 34,5g de glucides, 3,0g de graisses.

23.   Steak de bœuf et sa purée verte

Ingrédients:

450g de steaks de bœuf

1 tasse de brocolis, coupés

1 tasse de choux-fleurs, coupés

5 càs d'huile d'olive

4 càc de persil frais, haché finement

2 tasses de bouillon de bœuf

1 càc de sel de mer

¼ càc de poivre noir, moulu

Préparation:

Préchauffer les 2 cuillères à soupe d'huile dans une grande poêle à une température moyenne-haute. Ajouter les steaks et les faire frire pendant environ 5 minutes, ou jusqu'à ce qu'ils soient bien dorés. Retirer du feu et laisser de côté.

Chauffer le bouillon de bœuf dans une casserole de taille moyenne, mais ne pas le bouillir. Ajouter le chou-fleur et le brocoli. Ajouter de l'eau pour couvrir tous les ingrédients si nécessaire. Cuire pendant 5 minutes à basse température. Verser le mélange dans un robot culinaire et ajouter le persil, le reste de l'huile et le sel. Mixer jusqu'à obtenir un mélange homogène et verser dans un bol. Servir avec les steaks de bœuf comme accompagnement ou verser sur la viande.

Information nutritionnelle par portion: 316 Kcal, 30,4g de protéines, 2,8g de glucides, 20,3g de graisses.

24.   Cookies au chocolat et au gingembre

Ingrédients:

1 tasse et demie de farine

1 demi-tasse de miel

1 càc de levure pour gâteaux

½ càc de bicarbonate de soude

1 càc de cannelle moulue

1 càs de gingembre moulu

1 càc de noix de muscade moulue

1 tasse de beurre

¼ tasse de mélasse

1 œuf de gros calibre

1 tasse de pépites de chocolat

Préparation:

Préchauffer le four à 150 °C.

Ligne de deux plaques de cuisson au parchemin.
Mélangez tous les ingrédients secs dans un grand bol.
Mettre de côté.

Hachez les pépites de chocolat en petits morceaux et mettez-le de côté.

Dans un bol de taille moyenne, mélanger le beurre avec la mélasse, un gros œuf, et les pépites de chocolat. Bien battre pendant 3 à 4 minutes. Mélanger avec le premier mélange et continuer à battre jusqu'à bien homogénéiser. Placez la pâte sur une surface propre et légèrement farinée. Aplatir à 0,5 pouces d'épaisseur et envelopper dans de plastique. Mettre au réfrigérateur pendant 30 minutes.

À l'aide de couteaux de formes différentes, découper la pâte et placer sur une plaque à pâtisserie. Cuire au four pendant 10 à 15 minutes.

Mettre les cookies sur une grille pour les refroidir complètement. Servir.

Information nutritionnelle par portion: 327Kcal, 6,3g de protéines, 31,5g de glucides, 19,8g de graisses.

25. Poulet aux pommes de terre et aux poireaux

Ingrédients :

450g d'escalope de poulet, coupé en morceaux

2 tasses de poireaux, découpés

3 petites pommes de terre, épluchées et découpées

1 tasse de choux de Bruxelles, coupés en deux

1 tasse de bouillon de légumes

1 tasse de purée de tomate

2 càs d'huile végétale

2 gousses d'ail, émincées

½ càc de piment moulu

½ càc de sel

Préparation:

Préchauffer une cuillère à soupe d'huile dans une grande poêle antiadhésive à température moyenne-haute. Ajouter le poulet et faire cuire pendant 10 minutes, jusqu'à bien dorer les escalopes. Laisser de côté. Préchauffer le reste de l'huile dans la même poêle, à la même température. Ajouter les poireaux, les choux de Bruxelles, l'ail, le piment et le sel dans la poêle. Cuire pendant 5 minutes, ou jusqu'à ce que les légumes soient bien tendres. Ensuite, verser le bouillon de légumes, la sauce tomate, et les pommes de terre. Remuer le tout. Laisser cuire pendant 25 à 30 minutes, ou jusqu'à ce que les légumes soient cuits. Retirer du feu et servir avec le poulet.

Information nutritionnelle par portion: 244 Kcal, 22g de protéines, 18,5g de glucides, 9,1g de graisses.

26. Smoothie au citron

Ingrédients:

1 demi-tasse de jus de citron pressé

2 càs de jus de citron vert

2 càs de menthe fraîche, découpée

1 tasse de yaourt grec

2 càs de miel

¼ de cannelle

Préparation:

Mettre tous les ingrédients dans un mixeur et mixer jusqu'à avoir un mélange homogène. Ajouter quelques glaçons et mixer encore une fois pendant 15 secondes. Verser le smoothie dans des verres, ajouter la menthe au-dessus ou des noisettes.

Information nutritionnelle par portion: 152 Kcal, 9,8g de protéines, 23g de glucides, 2,4g de graisses.

27.   Poulet épicé avec des brocolis

Ingrédients:

450g d'escalope de poulet

2 tasses de brocoli, découpés

2 càs de piment en poudre

1 càs de gingembre

4 gousses d'ails écrasées

1 càs de persil frais, haché finement

2 càs de citron vert

6 càs d'huile d'olive

1 càc de sel de mer

Préparation:

Préchauffer 2 cuillères à soupe d'huile dans une grande poêle à frire, à moyenne température. Ajouter l'ail, les escalopes de poulet et saupoudrer de persil. Laisser cuire pendant 4 minutes de chaque côté, ou jusqu'à bien dorer le poulet. Retirer du feu et laisser de côté.

Dans un bol, mélanger le reste de l'huile, le jus de citron vert, le gingembre, le piment et le sel. Bien mélanger et laisser de côté.

Faire cuire les brocolis à la vapeur pendant 5 à 6 minutes, ou jusqu'à ce que les brocolis soient légèrement ramollis. Mettre les brocolis dans une assiette. Ajouter le poulet et arroser avec la vinaigrette.

Information nutritionnelle par portion: 419 Kcal, 34,4g de protéines, 4,7g de glucides, 29,6g de graisses.

28.   Boulettes protéinées

Ingrédients:

1 tasse de figues sèches

1 demi-tasse de canneberges

1 demi-tasse d'amande, râpées

¼ tasse de beurre, en petits morceaux

2 càs d'huile de noix de coco

1 càc de sucre vanillé

1 càs de graines de chia

½ càc de cannelle moulue

1 càs de gingembre moulu

2 càs de graines de lin

1 càs de mélasse

Préparation:

Mettre tous les ingrédients dans un bol de taille moyenne. Bien mélanger avec une cuillère ou avec un batteur électrique. Rouler en petites boulettes et tremper dans l'huile de noix de coco.

Garder dans le réfrigérateur pendant maximum 7 jours.

Information nutritionnelle par portion: 173 Kcal, 4,2g de protéines, 17,4g de glucides, 10,5g de graisses.

29.   Chou frisé

Ingrédients :

300g de chou de kale, coupé

2 petits oignons, hachés finement

2 gousses d'ail, écrasées

1 càc de piment en poudre

4 càs de beurre

2 tasses de bouillon de légumes

1 càc de sel

1 càs de jus de citron vert

Préparation:

Faire fondre le beurre dans une grande casserole, à moyenne température. Ajouter les oignons, l'ail et le piment. Faire cuire pendant 5 minutes.

Verser le bouillon et incorporer le chou. Saupoudrer de sel et couvrir le tout. Laisser cuire à petit feu pendant 40 minutes.

Retirer du feu et verser du jus de citron vert avant de servir.

Information nutritionnelle par portion: 174 Kcal, 5,2g de protéines, 11,9g de glucides, 12,3g de graisses.

30. Wraps au thon et au piment Ingrédients :

Ingrédients :

4 boîtes de thon, essoré

2 concombres de taille moyenne, coupés finement

4 càs d'échalotes, coupées

1 demi-tasse de maïs froid

4 càs de mayonnaise

1 càs de jus de citron vert

½ càc de sel

¼ càc de poivre noir moulu

½ petit piment, coupé en morceaux

6 grandes feuilles de laitue

Préparation:

Dans un grand récipient, mettre tous les ingrédients sauf la laitue. Mélanger bien et laisser reposer pendant 20 minutes.

Sur une surface propre, poser les feuilles de laitue et mettre la farce sur les feuilles. Rouler les feuilles et les fermer avec un cure-dent. Servir.

Information nutritionnelle par portion: 142 Kcal, 16,7g de protéines, 10,6g de glucides, 4,5g de graisses.

31. Muffins au chocolat protéinés

Ingrédients:

1 tasse et demie de farine

1 demi-tasse de cacao en poudre

1 càc de levure pour gâteaux

1 càc de sucre vanillée

1 demi-tasse de miel

2 œufs de gros calibre

1 tasse de lait écrémé

3 càs d'huile végétale

Préparation:

Préchauffer le four à 160°C.

Mettre du papier cuisson dans un moule à 6 muffins. Mélangez tous les ingrédients secs dans un grand bol. Dans un autre bol, mélanger délicatement les œufs, le miel, le lait, une ½ tasse d'eau tiède et l'huile. À l'aide d'un batteur électrique, mixer jusqu'à ce que le mélange soit homogène. Ensuite ajouter le mélange de farine et continuer à battre jusqu'à ce que le mélange soit homogène.

À l'aide d'une cuillère ou une cuillère à crème glacée, diviser le mélange uniformément. Mettre au four pendant 20 à 30 minutes. Laisser refroidir 30 minutes. Vous pouvez saupoudrer les muffins de noix de coco râpée et servir.

Information nutritionnelle par portion: 143 Kcal, 5,9g de protéines, 15,9g de glucides, 7,3g de graisses.

32.   Steak de chevreuil juteux

Ingrédients:

4 biftecks de chevreuil

1 tasse de beurre

2 càs de jus de citron vert

2 gousses d'ail écrasées

1 oignon coupé en morceaux

2 càs de vinaigre balsamique

2 grands poivrons coupés

2 càc de sel

½ càc de poivre noir moulu

Préparation:

Mettre la viande dans un grand bol. Ajouter le sel sur la viande. Laisser de côté pendant 20 minutes.
Faire fondre le beurre dans une grande poêle antiadhésive à température moyenne ou élevée. Ajouter les oignons et l'ail et laisser cuire pendant 2 minutes. Ensuite, ajoutez la viande et faites frire pendant 3-4 minutes de chaque côté. Mettre la viande dans une

assiette, mais laisser la poêle.

Mettre les poivrons, le vinaigre, le jus de citron, le sel et le poivre dans la poêle. Remuer et laisser mijoter. Retirer du feu et garnir l'assiette de viande avec ce mélange. Servir.

Information nutritionnelle par portion: 596 Kcal, 31,6g de protéines, 8,9g de glucides, 48,6g de graisses.

33.   Pesto aux poivrons rouges

Ingrédients:

2 grands poivrons, épépinés et coupés en deux

1 tasse de Ricotta

¼ tasse d'amandes, coupés grossièrement

3 càs de purée de tomate

1 gousse d'ail écrasée

1 càc d'origan en poudre

4 càs d'huile d'olive

1 càs de sel

½ càc de piment en poudre

Préparation:

Préchauffer le four à 190°C.

Graisser une grande casserole avec 2 cuillères à soupe d'huile. Ajouter les poivrons et laisser cuire pendant 20 minutes. Laisser de côté.

Retirer la peau des poivrons et les mixer dans un mixeur.

Ajouter les autres ingrédients et mixer jusqu'à obtenir un mélange homogène. Mettre la sauce pesto dans un bocal et mettre au frais.

Servir avec des pâtes ou du riz.

Information nutritionnelle par portion: 181 Kcal, 6,4g de protéines, 7,8g de glucides, 14,8g de graisses.

34.   Smoothie au pamplemousse et à la noix de coco

Ingrédients:

1 pamplemousse de taille moyenne, épluchée et coupée

1 grande banane coupée

2 tasses de laitue romaine

1 càc de gingembre en poudre

1 tasse de lait de coco

1 càs de miel

1 càs de noix de coco râpé

Préparation:

Mettre tous les ingrédients dans un mixeur, sauf la noix de coco râpée. Mixer et verser le mélange homogène dans un verre. Saupoudrer de noix de coco râpé et servir.

Information nutritionnelle par portion: 214Kcal, 2,4g de protéines, 21,9g de glucides, 15g de graisses.

35. Salade verte aux graines de tournesol

Ingrédients:

2 tasses de roquettes découpées

2 tasses de laitue Iceberg découpées

1 tasse de chou rouge découpée

1 petit oignon haché

1 càs de graines de tournesol

3 càs d'huile d'olive extra vierge

1 càs de jus de citron

1 càs de jus d'orange

1 càc de zeste de citron

1 càs de miel

½ càc de sel

¼ de càc de poivre noir moulu

Préparation:

Mélanger l'huile avec le jus de citron, le jus d'orange, le miel, le sel et le poivre. Laisser de côté pendant 10 minutes afin que les saveurs se mélangent.

Laver et couper tous les légumes et les mettre ensemble dans un grand saladier. Mélanger avec une cuillère puis ajouter les graines de tournesol. Verser la vinaigrette faite préalablement. Servir.

Information nutritionnelle par portion: 262 Kcal, 2,1g de protéines, 18g de glucides, 22,2g de graisses.

36.   Porridge à la noix de coco

Ingrédients:

1 tasse de noix de coco, découpée

2 tasses de flocons d'avoine

1 demi-tasse d'amandes, découpées grossièrement

½ tasse de lait de noix de coco

2 càs d'huile de noix de coco

1 càc de cannelle moulue

1 tasse d'eau

Préparation:

Préchauffer le four à 160°C.

Mettre l'huile de noix de coco et la cannelle dans un plat. Mélanger aux micro-ondes. Ajouter les flocons d'avoine et laisser tremper pendant 10 minutes, tout en mélangeant de temps en temps.

Prendre un petit moule à gâteaux et y poser du papier cuisson. Verser tout le mélange, mettre au four pendant 2 à 3 minutes et retirer le couvercle. Remettre le mélange dans le plat et verser le lait de noix de coco et l'eau. Bien mélanger et servir.

Information nutritionnelle par portion: 565 Kcal, 12,4g de protéines, 47,2g de glucides, 39g de graisses.

37. Tacos au poulet

Ingrédients:

450g de pilons de poulet, nettoyés et découpés

2 tasses d'oignons printaniers découpés

2 poivrons de taille moyenne, découpés

1 tasse de crème aigre

1 tasse de bouillon de poulet

2 càs d'huile d'olive

1 càc de piment en poudre

1 càs de paprika doux moulu

½ càc de sel

¼ càc de poivre noir moulu

Une main de feuilles d'épinards, entières

Préparation:

Préchauffer 1 cuillère à soupe d'huile dans une grande casserole, à feu moyen. Ajouter la viande et saupoudrer de sel. Laisser frire pendant 10 minutes, ou jusqu'à ce que les pilons deviennent dorés et croustillants. Retirer du feu et mettre de côté. Garder la casserole.

Ajouter le reste de l'huile dans la casserole. Ajouter les oignons printaniers et les poivrons. Faire bouillir le bouillon et saupoudrer de paprika, de piment et de poivre. Remuer le mélange et laisser mijoter.

Incorporer la viande et la crème aigre et réduire à petit feu. Laisser cuire pendant environ 5 minutes de plus et retirer du feu.

Décorer une assiette avec quelques feuilles d'épinards et à l'aide d'une cuillère mettre le mélange de poulet. Servir.

Information nutritionnelle par portion: 299 Kcal, 25,1g de protéines, 8g de glucides, 18,8g de graisses.

38.   Soupe aux carottes et aux oranges

Ingrédients:

5 grandes oranges coupées

450g de carottes épluchées

1 petit oignon découpé en deux

½ tasse de bouillon de légumes

½ de yaourt grec

2 petites pommes de terre, épluchées et découpées

1 càs de coriandre en poudre

1 càc de gingembre en poudre

2 càs d'huile végétale

½ càc de sel

½ càc de poivre noir moulu

Préparation:

Préchauffer de l'huile dans une grande casserole, à feu moyen. Ajouter les oignons et laisser les frire pendant 2 à 3 minutes.

Ajouter le bouillon de légumes, les carottes, le gingembre et la coriandre. Laisser à ébullition puis retirer du feu pour le mettre dans un robot. Saupoudrer de sel et de poivre et mixer le tout jusqu'à obtenir un mélange homogène. Mélanger avec les oranges et le yaourt puis remettre sur le feu.

Retirer du feu et servir.

Information nutritionnelle par portion: 151 Kcal, 3,7g de protéines, 27,3g de glucides, 3,9g de graisses.

39. Céréales aux pistaches chaudes

Ingrédients:

1 tasse de flocons d'avoine

1 tasse d'eau bouillante

3 càs de pistaches pas salées

1 càc de pistaches écrasées

1 tasse de yaourt grec

2 càs de miel

Préparation:

Mettre l'eau et les flocons d'avoine dans une casserole de taille moyenne, à feu moyen. Porter à ébullition et retirer du feu. Laisser refroidir puis verser dans des plats.

Ensuite, couper grossièrement les pistaches et ajouter les aux flocons d'avoine. Bien mélanger et recouvrir de yaourt grec. Décorer le haut avec les pistaches écrasées.

Information nutritionnelle par portion: 214 Kcal, 10,5g de protéines, 33,5g de glucides, 4,9g de graisses.

40.   Saumon au balsamique

Ingrédients:

900g de pavés de saumon

1 tasse de vinaigre balsamique

½ tasse d'échalotes découpées

2 gousses d'ail écrasées

1 petit oignon découpé en deux

1 càs de miel

2 càs d'huile d'olive

2 càs de jus de citron

2 càs de persil haché finement

½ càc de sel

½ càc de poivre noir moulu

Préparation:

Préchauffer 1 cuillère à soupe d'huile dans une grande poêle antiadhésive, à feu moyen-élevé. Ajouter les oignons et l'ail et laisser frire pendant 3 minutes. Incorporer les échalotes, le vinaigre, le jus de citron, le persil et le miel. Réduire à feux doux et laisser cuire environ 3-4 minutes. Retirer du feu et laisser de côté. Pendant ce temps, préchauffer le reste de l'huile dans une poêle antiadhésive, à feu moyen ou élevé. Ajouter les pavés et les faire frire pendant 4 à 5 minutes de chaque côté. Retirer du feu et mettre dans une assiette. Arroser de sauce au vinaigre.

Information nutritionnelle par portion: 277 Kcal, 30g de protéines, 7,2g de glucides, 14,1g de graisses.

41. Riz basmati au curry

Ingrédients:

2 tasses de riz basmati

1 tasse d'oignon printanier découpé

2 gousses d'ail écrasées

1 petit oignon rouge, découpé

1 càs de curry en poudre

1 petit piment haché finement

½ tasse de persil, haché finement

1 tasse de raisons

¼ tasse de vinaigre de vin rouge

2 càs de jus de citron

1 càc de sel

¼ càc de poivre noir moulu

Préparation:

Mettre le riz dans une grande casserole et ajouter environ 4 tasses d'eau. Couvrir et porter à ébullition. Réduire à feux doux et laisser cuire pendant 45 minutes. Pendant ce temps, mélanger tous les autres ingrédients dans un grand saladier. Bien remuer et garder de côté pendant que le riz est en train de cuire.

Retirer le riz du feu et laisser refroidir pendant un certain temps. Incorporer le riz dans le saladier et saupoudrer avec plus de sel ou de poivre, si nécessaire.

Servir.

Information nutritionnelle par portion: 476 Kcal, 8,9g de protéines, 108,4g de glucides, 1,2g de graisses.

42.   Dattes aux Muesli

Ingrédients:

1 tasse de muesli

1 tasse de dattes dénoyautées et découpées

1 grande banane découpée

1 tasse de lait de noix de coco

¼ de cannelle moulue

1 càs de miel

1 càs d'amandes, découpées grossièrement

Préparation:

Dans un saladier, mettre le muesli, la banane et le miel. Mélanger avec le lait de noix de coco et saupoudrer de cannelle. Laisser reposer 20 minutes avant de servir.

Information nutritionnelle par portion: 528 Kcal, 7,8g de protéines, 84,1g de glucides, 22,2g de graisses.

43.   Purée d'aubergines et Roulés de tomates marinées

Ingrédients:

1 grande aubergine, épluchée et découpée

2 càs de tahini

½ càc de cumin en poudre

3 gousses d'ail écrasées

2 càs de jus de citron pressé

½ càc de sel

¼ càs de piment de Cayenne moulu

¼ càc de poivre noir moulu

7 feuilles de laitue Iceberg

Pour les tomates :

3 tomates de taille moyenne, découpées en 2

2 gousses d'ail écrasées

3 càs de vinaigre balsamique

1 càs d'huile d'olive

¼ càc de sel

Préparation:

Préchauffer le four à 200°C.

Prendre une grande plaque à pâtisserie et poser du papier cuisson. Étaler les rondelles d'aubergines et saupoudrer de sel. Laisser Cuire au four environ 45 minutes, jusqu'à ce que les aubergines deviennent tendres. Sortir du four et laisser refroidir.

Mettre les aubergines dans un robot. Ajouter tous les autres ingrédients progressivement et mélanger jusqu'à obtenir un mélange homogène. Mettre de côté.

Mélanger le vinaigre, l'huile, l'ail, le sel et le poivre dans un saladier. Ajouter les tomates et mélanger.

Placer une grande feuille de laitue sur une assiette. Mettre sur la feuille une cuillère à soupe de purée d'aubergine, puis une cuillère à soupe de tomates marinées. Rouler la feuille et fermer avec un cure-dents. Servir.

Information nutritionnelle par portion: 185 Kcal, 2,2g de protéines, 9,2g de glucides, 4,7g de graisses.

44.   Smoothie épicé à la tomate

Ingrédients:

1 grande tomate coupée en 2

1 grand poivron épépiné et découpé

½ tasse de courgette découpée

1 tasse de céleri, haché finement

1 càs de graines de lin

½ càc de piment en poudre

¼ de piment de Cayenne moulu

Préparation:

Mettre tous les ingrédients dans un mixeur et mixer jusqu'à avoir un mélange homogène. Verser le smoothie dans des verres et laisser reposer 15 minutes avant de servir.

Information nutritionnelle par portion : 68 Kcal, 2,8g de protéines, 11,8g de glucides, 1,6g de graisses.

45. Fèves

Ingrédients:

450g de fèves, trempées pendant une nuit

2 petits oignons coupés en 2

2 gousses d'ail écrasées

1 càc de cumin en poudre

3 càs de jus de citron frais

1 càs d'huile d'olive

¼ càc de sel

¼ càc de piment en poudre

¼ de poivre noir en poudre

Préparation:

Faire tremper les fèves pendant au moins 10 heures, ou pendant une nuit.

Égoutter et rincer les fèves à l'eau froide. Mettre les fèves dans une grande casserole et ajouter suffisamment d'eau pour les couvrir. Porter à ébullition. Ensuite, réduire à petit feu et laisser cuire pendant 2 heures. Égoutter la moitié du liquide et laisser de côté.

Pendant ce temps, préchauffer l'huile dans une grande casserole à feu moyen ou fort. Faire frire l'ail et les oignons pendant 5 minutes. Incorporer le cumin, le jus de citron et cuire pendant encore 3-4 minutes. Verser ce mélange dans la casserole avec les fèves. Ajouter le piment, le sel et le poivre. Remuer et laisser cuire 2 minutes de plus. Retirer du feu et ajouter d'autres épices si vous le souhaitez.

Servir comme accompagnement avec de la viande, ou comme un plat principal avec des quartiers de citron.

Information nutritionnelle par portion: 544 Kcal, 40,4g de protéines, 93,9g de glucides, 2,7g de graisses.

46. Pates Rigatoni à la dinde et aux artichauts

Ingrédients:

450g de filets de dinde coupés en petits morceaux

2 tasses d'artichauts découpées

450g de pâtes rigatoni précuites

1 tasse d'olives vertes, dénoyautées et coupées en 2

2 tomates de taille moyenne coupées en cube

2 càs de purée de tomate

3 gousses d'ail hachées finement

¼ tasse de vinaigre de vin rouge

1 càc d'origan en poudre

¼ tasse de persil frais découpé

½ càc de sel

¼ càc de poivre noir en poudre

1 càs d'huile végétale

Préparation:

Faire cuire les pâtes selon les instructions du paquet. Bien égoutter et mettre de côté.

Préchauffer l'huile dans une grande poêle à une température moyenne ou élevée. Ajouter l'ail et faire frire pendant 1 minute. Ajouter les filets de dinde. Laisser frire pendant environ 8-10 minutes, ou jusqu'à ce qu'ils deviennent bien dorés. Retirer la dinde et l'ail de la poêle. Mettre les tomates, la purée de tomate, le vinaigre et l'origan dans la même poêle. Ajouter 2-3 cuillères à soupe d'eau si nécessaire. Cuire pendant 10 minutes, puis réduire la température à feu doux. Ajouter les artichauts, les rigatoni et les olives. Cuire pendant 5 minutes et saupoudrer avec du sel et du poivre. Retirer du feu et garnir de persil avant de servir.

Information nutritionnelle par portion: 310 Kcal, 24,6g de protéines, 37g de glucides, 6,9g de graisses.

47.   Dessert à la confiture de figues

Ingrédients :

1 tasse d'huile végétale

1 tasse de lait

1 tasse d'eau tiède

½ tasse de confiture de figues

1 tasse et demie de farine

1 demi-tasse de gruaux de blé

1 demi-tasse de farine de maïs

2 càc de levure chimique

Préparation:

Tout d'abord, vous devrez préparer la garniture parce qu'elle doit se refroidir avant de l'utiliser. Mettre le sucre, la confiture et l'eau dans une casserole. Porter à ébullition à feu moyen et laisser cuire pendant 5 minutes, en remuant constamment. Retirer du feu et laisser refroidir. Dans une autre casserole, mélanger l'huile avec l'eau tiède, le lait, et la confiture de figues. Porter à ébullition puis ajouter la farine, les gruaux de blé, la farine de maïs et la levure chimique. Bien remuer et laisser cuire pendant 3 à 4 minutes de plus. Bien refroidir et former une pâte.

En utilisant vos mains, formez des boules épaisses de 2 pouces. Ce mélange devrait vous donner environ 16 boules. Dans un grand plat de cuisson, placer un peu de papier cuisson et graisser le plat avec un peu d'huile. Aplatir doucement la surface et lancer au four. Cuire au four pendant environ 40-45 minutes, retirer du four et laisser refroidir pendant un certain temps. Verser la garniture froide sur les boules. Mettre au réfrigérateur pendant environ une heure et servir.

Information nutritionnelle par portion: 253 Kcal, 2,2g de protéines, 30,6g de glucides, 14,2g de graisses.

48.   Poulet au Quinoa

Ingrédients:

2 tasses d'escalopes de poulet, découpées

1 tasse d'artichauts, découpés

1 tasse d'eau

1 càc d'huile végétale

1 gousse d'ail écrasée

1 grande tomate découpée en dés

1 tasse d'échalotes, hachés finement

¼ tasse de Feta

2 càs de jus de citron

1 càc d'origan séché

½ càc de sel

¼ càc de poivre noir moulu

Préparation:

Mettre le quinoa et l'eau dans une casserole. Porter à ébullition à une température moyenne-haute. Baisser à feu doux, et faire cuire pendant 10-15 minutes de plus.

Retirer du feu. Mettre de côté.

Préchauffer l'huile dans une grande casserole antiadhésive à feu doux. Ajouter les échalotes et le poulet et faire cuire pendant environ 5-7 minutes, ou jusqu'à ce que le poulet soit doré.

Ensuite, ajouter tous les autres ingrédients et bien remuer. Laisser cuire encore 5 minutes.

Servir chaud.

Information nutritionnelle par portion: 275 Kcal, 21,3g de protéines, 27,7g de glucides, 9g de graisses.

49. Côtelettes de bœuf au chou frisé

Ingrédients:

900g de bœuf découpé

4 tasses de chou frisé

3 gousses d'ail, écrasées

1 oignon rouge de taille moyenne, découpé

1 càs de romarin, haché finement

1 càs de persil, haché finement

1 càc de sel

1 càs d'huile végétale

¼ càc de poivre noir moulu

Préparation:

Préchauffer le four à 200°C.

Mettre le chou dans une casserole remplie d'eau bouillante. Saupoudrer de sel et laisser cuire pendant 10 minutes. Retirer du feu et bien égoutter. Mettre de côté. Pendant ce temps, mélanger la viande, les œufs, l'ail, l'oignon, le romarin, le persil, le sel et le poivre dans un grand bol. Mélangez avec les mains et faites des côtelettes arrondies, approximativement de la taille d'une paume.

Prenez un grand plat de cuisson et brossez-le avec de l'huile. Placez les côtelettes et le chou vert dans le plat. Cuire au four pendant 35 minutes. Retirer du four et laisser refroidir pendant un certain temps. Verser du jus de citron frais pour donner plus de goût.

Information nutritionnelle par portion: 215 Kcal, 44,4g de protéines, 6,5g de glucides, 11g de graisses.

50. Omelette printanière épicée

Ingrédients :

4 œufs de gros calibre

½ tasse d'oignons printaniers, découpés

½ tasse de fromage blanc

1 càs de beurre

1 càc de sel de l'Himalaya

¼ càc de poivre noir moulu

¼ càc de piment en poudre

Préparation:

Mettre les œufs, le fromage, les oignons, le sel, le poivre et le piment dans un saladier. Bien mélanger. Laisser de côté.

Faire fondre du beurre sur une poêle, à feu moyen. Verser l'omelette et laisser cuire pendant 3 minutes, puis retourner la et faire cuire l'autre côté. Mettre dans une assiette et servir.

Information nutritionnelle par portion: 405 Kcal, 17,5g de protéines, 4,4g de glucides, 36g de graisses.

51.　Crêpes Macadamia

Ingrédients:

½ tasses de noix de macadamia, découpés

4 gros œufs battus

½ tasse de lait tiède

½ de crème aigre

1 càc de levure chimique

1 càc de cannelle moulue

1 càs d'huile de noix de coco

4 càs de cacao en poudre

Préparation:

Mélanger les noix, la levure chimique, la cannelle et le cacao dans un grand saladier. Bien mélanger puis ajouter le lait, les œufs et la crème aigre. Utilisez un fouet pour bien mélanger.

Faire fondre l'huile de noix de coco dans une poêle à frire à une température moyenne-basse. Ajouter environ 2-3 cuillères à soupe de pâte dans la casserole et répartir uniformément. Faire frire pendant environ 5-7 minutes et retourner la crêpe. Faire frire 1-2 minutes de l'autre côté et retirer du feu.

Étaler du chocolat fondu ou de la confiture de fruits et rouler les crêpes avant de servir.

Information nutritionnelle par portion: 399 Kcal, 13,2g de protéines, 9,2g de glucides, 36,4g de graisses.

52. Asperges rôties et crémeuses

Ingrédients :

900g d'asperges coupées

2 càs d'huile d'olive

1 tasse de crème aigre

1 demi-tasse de parmesan

2 càs de jus de citron

1 càc de sel de mer

1 càc de romarin coupé finement

¼ càc de poivre noir moulu

Préparation:

Préchauffer le four à 200°C.

Dans un récipient, mélanger la crème aigre, une cuillère à soupe d'huile d'olive, le jus de citron, le sel, le romarin et le poivre. Laisser reposer.

Graisser un grand moule avec le reste de l'huile. Poser les asperges et mettre au four pendant 10 minutes, jusqu'à ce que les asperges deviennent tendres. Ajouter ensuite le mélange crémeux et remettre au four pour 3 minutes. Sortir du four et laisser reposer. Saupoudrer de parmesan et de poivre avant de déguster.

Information nutritionnelle par portion: 197 Kcal, 8,9g de protéines, 8,3g de glucides, 15,8g de graisses.

53. Salade épicée aux légumes et aux œufs

Ingrédients:

1 tasse de céleri frais, découpé

1 tasse de tomates découpées

1 demi-tasse de concombres découpés

1 tasse de laitue romaine découpée

1 demi-tasse d'oignons printaniers découpés

2 gros œufs durs

5 càs de jus de citron

1 càs d'ail écrasé

½ càc d'assaisonnement pour légumes

½ càc de sel

¼ càc de poivre noir moulu

Préparation:

Mélanger le jus de citron, l'ail, l'assaisonnement pour légumes, le sel et le poivre. Laisser de côté.

Mettre les œufs dans une casserole d'eau bouillante et les faire cuire pendant 5 minutes. Sortir du feu. Laver avec de l'eau froide et peler les. Couper les œufs et les mettre dans un saladier. Ajouter les tomates, le céleri, les concombres, la laitue et les oignons.

Arroser avec la vinaigrette et saupoudrer de piment en poudre. Servir.

Information nutritionnelle par portion: 85 Kcal, 8,9g de protéines, 7,6g de glucides, 3,8g de graisses.

54.   Ragoût de bœuf asiatique

Ingrédients:

450g de bœuf découpé en morceaux

1 tasse de lait de noix de coco

2 càs de beurre

½ càc de curry en poudre

¼ càc de poivron rouge en poudre

1 càc de paprika doux en poudre

¼ de cannelle moulue

½ càc de poivre noir moulu

1 gousse d'ail écrasée

½ càc de sel

Préparation:

Faire fondre le beurre dans une grande poêle antiadhésive, à feu moyen. Ajouter la viande et cuire pendant 10 minutes, jusqu'à ce que la viande devienne dorée.

Ensuite, mettre à feu doux et ajouter le lait de coco. Saupoudrer de curry, de poivron rouge, de paprika, de cannelle, d'ail, de poivre noir et de sel. Mélangez bien et couvrir. Laisser cuire pendant 2 heures. Si le liquide s'évapore, ajouter de l'eau. Remuer de temps en temps. Servir chaud avec des légumes ou du riz cuit à la vapeur.

Information nutritionnelle par portion: 406 Kcal, 36,1g de protéines, 4,9g de glucides, 27,3g de graisses.

55. Flocons d'avoine au citron

Ingrédients:

1 tasse de fromage blanc

1 tasse de flocons d'avoine

¼ tasse de crème épaisse

5 càs de jus de citron pressé

2 càs de miel

1 càc de zeste de citron frais

Préparation:

Avec un fouet, mélanger le fromage blanc, la crème fraîche et le jus de citron.

Ajouter les flocons d'avoine et mélanger avec une cuillère. Verser dans des bols et recouvrir de miel. Rajouter le zeste de citron.

Servir.

Information nutritionnelle par portion: 685 Kcal, 14,8g de protéines, 49,5g de glucides, 49g de graisses.

56.   Champignons portobello et roquette

Ingrédients:

3 grands champignons portobello

4 tasses de roquette découpée

1 tasse de tomates séchées

½ càc de romarin en poudre

1 càs de vinaigre de vin rouge

4 càs d'huile d'olive

¼ de poivre noir moulu

½ càc de sel

Préparation:

Préchauffer le four à 230°C.

Mélanger l'huile, le vinaigre, le romarin et le sel dans un bol. Bien mélanger puis laisser reposer pendant 5 minutes pour permettre aux saveurs de se mélanger.
Placer les champignons dans un grand saladier et verser la marinade. Laisser tremper pendant 30 minutes. Mettre ensuite les champignons dans un grand plat à cuisson et réserver la marinade pour plus tard.

Mettre le plat au le four et laisser cuire pendant environ 10-15 minutes. Retirer du feu et mettre dans une assiette avec la roquette. Arroser le tout avec la marinade. Garnir de tomates et servir.

Information nutritionnelle par portion: 240 Kcal, 4,1g de protéines, 7,7g de glucides, 28,7g de graisses.

LES AUTRES OUVRAGES DE CET AUTEUR

70 recettes de plat pour prévenir et éliminer le surpoids : Perdez vite du poids grâce à des régimes amaigrissants et une nutrition intelligente

Par

Joe Correa CSN

48 recettes pour lutter contre les problèmes d'acné : La cure qui permet d'éliminer les problèmes d'acné en moins de 10 jours !

Par

Joe Correa CSN

41 recettes pour prévenir la maladie d'Alzheimer : Diminuer ou éliminer vos symptômes d'Alzheimer en à peine 30 jours !

Par

Joe Correa CSN

70 recettes de plates efficaces contre le cancer du sein : Prévenir et lutter contre le cancer du sein avec une nutrition intelligente et des aliments puissants

Par

Joe Correa CSN